LE MASSAGE

EN

GYNÉCOLOGIE

TECHNIQUE, OBSERVATIONS, ETC.

PAR

F. VULLIET

Professeur à la Faculté de Médecine de Genève ;
Ex-chirurgien de la Maternité ;
Membre correspondant de la Société Obstétricale et Gynécologique de Paris

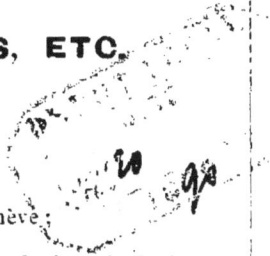

SUIVI D'OBSERVATIONS CLINIQUES

RECUEILLIES PAR LE

Dr MIHRAN BOYADJIAN

Médecin assistant à la policlinique de l'Université de Genève.

(8 figures intercalées dans le texte).

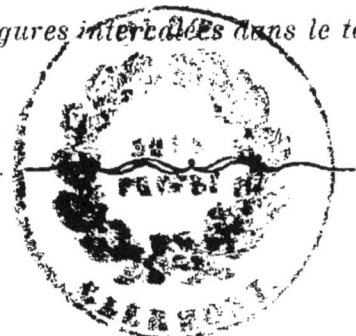

PARIS

BUREAU DES PUBLICATIONS DU *Journal de Médecine de Paris*

35, BOULEVARD HAUSSMANN, 35

—

1890

LE

MASSAGE EN GYNÉCOLOGIE

DU MÊME AUTEUR

Leçons de gynécologie opératoire, professées au Palais des Sociétés savantes, en collaboration avec M. le Dr Lutaud, 2e édition, volume in-8º avec 150 fig. dans le texte, Paris 1890.... Prix : 10 fr.

Le Listérisme, son passé, son présent, son avenir, par le Dr Granville-Bantock, président de *The British gynécological Society*, Etude critique sur la méthode de Lister avec les résultats obtenus dans 400 ovariotomies, in-8º de 40 pages avec préface du professeur Vulliet... Prix : 1 fr.

LE MASSAGE

EN

GYNÉCOLOGIE

TECHNIQUE, OBSERVATIONS, ETC.

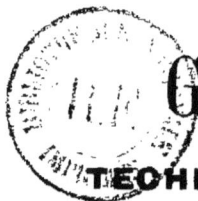

PAR

F. VULLIET

Professeur à la Faculté de Médecine de Genève ;
Ex-chirurgien de la Maternité ;
Membre correspondant de la Société Obstétricale et Gynécologique de Paris

SUIVI D'OBSERVATIONS CLINIQUES

RECUEILLIES PAR LE

Dr MIHRAN BOYADJIAN

Médecin assistant à la policlinique de l'Université de Genève.

(8 figures intercalées dans le texte).

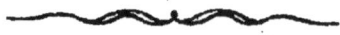

PARIS

BUREAU DES PUBLICATIONS DU *Journal de Médecine de Paris*

35, BOULEVARD HAUSSMANN, 35

——

1890

DU MASSAGE

EN

GYNÉCOLOGIE

PAR LE

Docteur VULLIET

Professeur à la Faculté de médecine de Genève ;
Ex-chirurgien de la Maternité ;
Membre correspondant de la Société Gynécologique de Paris, etc.

Messieurs,

Si nous recherchons les causes de l'action d'un médicament quelconque, par exemple d'un purgatif, d'un diurétique, d'un calmant, d'un stimulant, d'un fébrifuge, d'un altérant, etc., etc., nous aboutissons en dernière analyse à des explications plus ou moins plausibles, mais dont le caractère purement hypothétique, n'est ordinairement pas contestable. Cependant, si précaires que soient ces explications. elles ne jettent de discrédit ni sur ces médicaments, ni sur ceux qui les prescrivent.

Le massage, par contre, rencontre toutes sortes de difficultés pour s'élever du domaine de l'empirisme dans celui de la science. Routine ou système, la grande majorité des médecins et des chirurgiens l'ignorent.

Telle est la raison pour laquelle la massothérapie est restée à l'état de spécialité hors cadre ; pratiquée, à quelques exceptions près, par des masseurs et des masseuses sans culture scientifique ni clinique.

Cette attitude du corps médical s'explique, je crois, soit par une certaine répugnance à adopter un système qui était déconsidéré alors qu'il ne sortait pas des mains des empiriques, soit par la crainte de compromettre le décorum pro-

1

fessionnel en exécutant des manœuvres qui n'ont rien de solennel.

Cependant le massage est peut-être, de tous les agents thérapeutiques, celui dont les effets sont susceptibles de recevoir l'explication la plus simple.

Envisagé dans sa composition, le corps ne représente que de la matière brute, mais si nous le considérons dans ses fonctions, nous voyons cette matière animée de vibrations et de mouvements de toutes sortes, continus, intermittents ou rythmés.

Mouvements dans les organes de la locomotion.

Mouvements dans la circulation sanguine et lymphatique.

Mouvements peristaltiques dans les intestins.

Mouvements des cils vibratils à la surface des muqueuses.

Mouvements moléculaires dans les phénomènes d'osmose, d'assimilation et de désassimilation.

En un mot, nous retrouvons le mouvement dans toutes les manifestations de la vie.

Or, il est d'observation banale, que tous ces mouvements, depuis les plus visibles jusqu'aux plus latents, ne se produisent d'une façon normale que sous l'impulsion d'une certaine dose d'exercice physique. La santé de l'homme qui ne prend aucun exercice s'altère à la longue, il survient chez lui un état pathologique caractérisé par *l'atrophie des tissus et par l'inertie fonctionnelle*.

Ainsi envisagé, l'exercice nous apparaît comme le stimulus indispensable à toute activité biologique.

Les effets de l'exercice physique sont les uns immédiats et visibles, les autres lointains et plus ou moins latents. Notons parmi les premiers l'accélération du pouls et des mouvements respiratoires, l'augmentation de la chaleur et de la transpiration. Signalons parmi les seconds le développement progressif des muscles ; la résorption graduelle de la pléthore graisseuse ; l'accroissement de l'appétit, de la vigueur, de la vitalité, de la résistance aux influences morbides ; et, en cas de maladie, l'accroissement de la *vis medicatrix naturæ*.

Ces faits nous permettent d'admettre que l'exercice engendre des forces qui se dépensent dans l'accomplissement des phénomènes les plus généraux et les plus intimes de la vie et que le corps fonctionne comme un accumulateur où s'emmagasinent ces forces pour être débitées selon les besoins.

Si cet accumulateur *se charge* par la simple mise en jeu de son activité propre, nous pouvons aisément admettre qu'il puisse être chargé aussi par des forces d'origine extérieure, pourvu qu'elles soient de qualité identique à celles qui se développent par notre propre exercice.

Or, les mouvements, les pressions, les manipulations diverses qu'exécute le masseur ne sont évidemment autre chose que de l'exercice physique, qui, une fois transmis, sera apte à servir aux mêmes fins que l'exercice fait par l'individu lui-même.

Le massage ainsi envisagé nous apparaît comme une *transfusion de la force.*

Cette force transfusée peut, selon son mode de répartition, donner ou des effets généraux portant sur l'ensemble de l'économie, ou des effets locaux agissant plus spécialement sur certaine région, sur certains tissus, sur certains organes ou groupe d'organes.

Partout où elle est appliquée, cette force accélère la circulation dans les voies sanguines et lymphatiques ; elle exprime hors des parenchymes, pour les envoyer dans les voies de l'absorption, les produits extravasés ; elle détermine enfin une suractivité dans les phénomènes chimiques et thermiques, suractivité qui se traduit par une augmentation immédiate de température dans les parties massées.

Ces considérations générales nous paraissent suffire pour expliquer l'effet fortifiant, l'effet résolutif, l'effet assouplissant et l'effet analgésique du massage. Je vous demande si vous connaissez dans la pharmacopée un médicament dont les effets soient susceptibles de recevoir une explication plus simple.

Du moment, Messieurs, que nous reconnaissons au massage tous les caractères d'un agent thérapeutique de premier ordre, notre devoir est de l'étudier théoriquement et pratiquement comme toute autre méthode thérapeutique. On ne peut procéder à cette étude, sans mettre habit bas pour opérer soi-même. Une fois l'habileté manuelle et l'expérience clinique acquises, le médecin pourra recourir aux masseurs de profession pour des manipulations simples, mais il n'en sera plus réduit à suivre ces subalternes avec l'inquiétude de l'inexpérience, il conservera vis-à-vis d'eux son rôle hiérarchique qui consiste à imposer, à doser les manœuvres qu'il prescrit, et à ne rien laisser faire en dehors de sa volonté. Toutes les fois, par contre, qu'il s'agira du massage d'organes délicats, profondément situés, et vulnérables, le médecin devra opérer lui-même. Pour toutes ces raisons le massage gynécologique ne peut être exécuté que par des cliniciens très-familiarisés avec la pratique des maladies des femmes et initiés aux manœuvres du massage.

Je n'ai pas à vous entretenir des applications du massage à d'autres affections que celles qui font le sujet de ce cours. Il est évident qu'un exposé du massage abdominal serait parfaitement à sa place à côté d'un exposé du massage gynécologique. Je pourrais également vous parler du traitement par le massage de certains troubles nerveux qui sont en corrélation intime avec des désordres des organes génitaux (traitement de Weir Mitchell et de Playfair), mais tout cela nous entraînerait trop loin.

Si je réussis à éveiller votre curiosité et votre intérêt sur le massage gynécologique, vous entreprendrez de vous-mêmes des études qui compléteront les notions que vous aurez pu puiser dans ce cours.

C'est à l'initiative de Thüre Brand que nous sommes redevables de l'introduction du massage dans la thérapeutique gynécologique.

Thüre Brand n'est pas médecin, mais ce n'est pas non plus un profane. Il fit ses études dans l'Institut central suédois pour le massage et la gymnastique médicale. Il en sortit diplômé et exerça ensuite la profession de masseur.

Quand l'idée lui vint d'appliquer aux affections pelviennes des procédés qui, dans son pays, étaient déjà très en crédit pour le traitement d'autres affections, il se livra d'abord à une étude très sérieuse de l'anatomie du bassin.

J'ai tenu à mentionner ces faits, qui sont certifiés par des auteurs dignes de foi, afin d'établir que le massage gynécologique n'a pas une origine aussi empirique qu'on a voulu le prétendre.

Vers l'année 1865, il avait érigé une méthode qu'il employait pour déterminer la résorption des exsudats pelviens anciens et pour corriger les déviations utérines.

Les manœuvres de Brand furent d'abord qualifiées d'indécentes et de brutales; mais ces arguments, qui avaient servi à combattre toutes espèces d'innovations gynécologiques, ne réussirent pas à discréditer complètement des procédés d'une efficacité réelle.

Les succès l'emportèrent et des hommes d'une autorité indiscutable expérimentèrent la méthode Brand.

Schultze confia même à l'un des disciples de Thüre Brand et de Nissen, au D' Profanter, des malades de sa clinique à Iéna. Après avoir été témoin des résultats obtenus, il déclare dans la préface d'une publication du D' Profanter que le massage donne d'excellents résultats pour obtenir l'extension et la disparition d'anciennes adhérences d'origine paramétrique, et pour réintégrer l'utérus en procidence dans une position analogue à la position normale.

S'il est un gynécologue pouvant émettre sur ce sujet un avis compétent, c'est bien certes le professeur d'Iéna dont les travaux sur l'équilibre de l'utérus sont aujourd'hui classiques.

Schultze se porte garant de l'authenticité et de la fidélité des planches dont Profanter a illustré sa publication. (*Die Massage in der Gynaekologie*. Wien, 1887.)

Nous reproduisons quelques-unes de ces planches (fig. 2, 4 et 6).

•

J'ai commencé il y a environ quatre ans, avec timidité, je l'avoue, à pratiquer le massage gynécologique. J'ai dû passer par une période de tâtonnements et faire un apprentissage d'une certaine durée ; néanmoins je n'ai jamais eu à déplorer d'accidents. La méthode que je vais décrire ne m'est pas personnelle, car je me suis renseigné dans tous les documents bibliographiques que j'ai pu me procurer ; mais je ne puis prétendre non plus qu'elle soit exactement celle qui se pratique en Suède, les publications spéciales étant très laconiques dans la description des manœuvres usitées dans l'école suédoise.

Ce dont je suis certain, c'est que j'ai fini par guérir, au moyen de ce massage, plusieurs de ces malades qui pérégrinent d'un spécialiste à l'autre, et que j'avais aussi vainement traitées autrefois par d'autres moyens. Ce sont les manœuvres que j'ai employées, leurs indications et leurs contre-indications qui vont faire le sujet de cette leçon.

Indications et contre-indications. — Presque toutes les affections pour lesquelles le massage est indiqué ont une origine traumatique ou virulente ; si on procède avec maladresse ou violence, on risque de pousser des germes à travers les trompes dans le péritoine ou de les exprimer du côté du tissu cellulaire, ou enfin de rompre les digues que l'inflammation réactive avait établies autour d'eux.

Pour ces raisons, il ne faut jamais pratiquer le massage sur un utérus atteint d'endométrite aiguë ou sur des exsudats qui présentent encore des symptômes aigus. Cette méthode n'est applicable que lorsque les lésions existantes sont le résultat de processus anciens.

En outre, toutes les manœuvres demandent à être conduites avec toutes les précautions que réclame l'antisepsie la plus rigoureuse.

Diagnostic. — Il est également d'une importance primordiale d'établir un diagnostic d'une grande précision. Il s'agit non seulement de reconnaître l'affection, mais de préciser très exactement ses localisations, ses limites. Si l'utérus est fixé, il faut reconnaître où s'insèrent les brides, où commence et où finit l'exsudat qui l'immobilise. Sans ces notions, les manœuvres ne pourront qu'être incertaines ou disproportionnées.

Une pareille minutie dans le diagnostic ne peut s'obtenir que par l'examen pendant l'anesthésie ou par des investigations réitérées.

Les manœuvres par lesquelles on arrivera sur le siège des lésions nous révéleront celles qu'il faudra exécuter méthodiquement pour accomplir le massage.

La pratique du massage exige :

Une expérience très grande de l'exploration ;

Une connaissance parfaite de l'ensemble de la discipline gynécologique qui seule nous permet de poser judicieusement les indications et les contre-indications de la méthode ;

Une grande finesse du sens tactile ;

Enfin, de l'adresse et de la persévérance.

Les manœuvres devront toujours être proportionnées à la tolérance du sujet. La force déployée, l'amplitude des mouvements suivront une progression ascendante.

Les parties malades devront être abordées par leur périphérie d'abord ; ensuite les manipulations se concentreront sur le foyer de l'affection.

Le massage est dit externe quand les deux mains agissent sur les parois abdominales ; il est mixte quand l'une agit à l'extérieur et l'autre dans le vagin. Quelques traités marquent aussi le rectum comme l'une des voies par lesquelles on peut masser. J'ai toujours trouvé la muqueuse rectale trop sensible pour pouvoir tolérer autre chose qu'une manœuvre de réduction ou d'exploration de courte durée.

Par contre, la cavité utérine dilatée est un des points d'où l'on peut agir le plus directement et le plus efficacement sur certaines lésions qui intéressent le corps de l'utérus.

Quand nous ne connaissions pas les moyens de maintenir la dilatation, on ne pouvait utiliser qu'exceptionnellement cette voie ; mais en pratiquant le tamponnement à demeure, comme je l'ai indiqué, on peut réitérer l'introduction du doigt ou d'instruments aussi souvent que peut le nécessiter un traitement d'une certaine durée.

La malade sera placée dans un lit ou sur une chaise gynécologique le siège et le dos relevés ; sans toutefois exagérer la flexion de la région lombaire, car les viscères abdominaux, en se tassant, diminueraient la souplesse des parois. Les jambes seront fléchies et légèrement écartées. Le lit sera facilement abordable des deux côtés.

Elle doit respirer régulièrement, la bouche entr'ouverte ; on ne commencera les manœuvres que lorsqu'elle sera calme et rassurée.

Si la vessie et le rectum sont distendus, il faut les vider.

Massage abdominal externe.

Les ongles de l'opérateur étant taillés, ses mains très propres étant enduites d'un corps gras, il les applique sur la paroi abdominale, et cela largement, tranquillement, de façon à ne pas provoquer de chatouillement. Il faut procéder aux premiers attouchements de façon à arriver sur les tissus malades d'une façon tangente et non perpendiculaire : ce sont les faces palmaires des dernières phalanges et non leurs extrémités qui doivent opérer les manipulations.

La souplesse de la paroi abdominale est la condition première de tout massage gynécologique.

Chez les femmes qui ont accouché, chez celles qui ne sont pas trop grasses, on arrive en général facilement, en déprimant la paroi abdominale, à sentir la colonne vertébrale, à descendre le long des faces internes des parois du grand bassin jusqu'à la ligne innominée, à percevoir l'aorte et ses divisions reconnaissables à leurs pulsations.

Les débutants devront d'abord rechercher ces points de repère ; quand on ne les découvre pas, il est fort probable qu'on ne découvrira pas non plus les parties malades moins en saillie, moins consistantes et plus profondes.

Dans ce cas, il faudra différer le massage et reconnaître d'abord la nature des obstacles.

Ces obstacles peuvent être simplement occasionnels. Une pression trop brusque, une respiration trop superficielle, l'impression du froid, l'inquiétude suffisent pour produire une rigidité abdominale analogue à celle que détermine un effort.

Une diversion, par exemple une conversation engagée à propos avec la malade ou avec une personne de l'assistance, réussit souvent à dissiper ces tensions passagères.

Les obstacles permanents (l'accumulation du tissu adipeux dans les parois, dans l'épiploon, le météorisme, la rigidité des muscles) sont plus difficiles à surmonter.

Hégar et Kaltenbach recommandent de remplir la vessie et le rectum d'eau tiède, de tamponner le vagin et, au moment de pratiquer des explorations bimanuelles, de vider rapidement tous ces réservoirs.

Ce subterfuge réussit quelquefois à assouplir notablement l'abdomen, mais il est d'une efficacité plus réelle quand on a en vue un examen unique, que lorsqu'il s'agit d'instituer un traitement qui comporte la répétition quotidienne des mêmes manœuvres.

D'après mon expérience, c'est le massage superficiel qui prépare le mieux le sujet à subir le massage profond. Si je ne puis d'emblée déprimer la paroi, je commence par travailler à son assouplissement.

Il est incontestable qu'on peut diminuer considérablement la rigidité abdominale par une malaxation systématique générale de la graisse pariétale et de la graisse épiploïque. Pour cela, on saisit à pleine main la paroi en formant des plis qui comprennent toute son épaisseur et on comprime entre les doigts, dans les limites de la tolérance, les masses saisies : la tolérance augmente très rapidement dans une même séance et d'une séance à l'autre. Ce broiement, ce pétrissage sous-cutané associés à des pressions et des frictions contre la région profonde liquéfient les glomérules adipeux et forcent leur résorption, le météorisme diminue aussi grâce à l'excitation des mouvements péristaltiques et les courants circulatoires s'accélèrent dans l'abdomen ; c'est ce qui explique que même le massage superficiel exerce une action résolutive sur les exsudats profonds.

Le massage externe est donc plutôt un massage prépara

toire, un massage d'assouplissement ; il ne pourra suffire que pour des tuméfactions qui proéminent fortement dans l'abdomen ou qui sont situées près de la marge du bassin. Les deux mains agiront dans ce cas de façon à refouler lentement et doucement les tuméfactions contre les plans osseux des parois pelviennes ; on associera à ces manœuvres des frictions dans un plan horizontal.

C'est le massage mixte qui est le plus en usage.

Le massage mixte.

Il n'est praticable que si les parois vaginales présentent aussi une certaine souplesse. Cette souplesse peut être considérablement accrue par le tamponnement progressif ou par l'application du pessaire Gariel ; mais, comme pour la paroi abdominale, c'est le massage lui-même qui dissipe le mieux la rigidité des parois du vagin.

Nous envisagerons le massage mixte dans la partie antérieure, puis dans les parties latérales et enfin dans la partie postérieure du bassin.

Du massage dans la partie antérieure du bassin.

Quelle que soit la rigidité initiale des parois abdominales et vaginales, il y a un espace où les deux mains arrivent toujours à se rencontrer. C'est dans la région sus-pubienne, immédiatement derrière la symphyse.

La main qui est à l'extérieur se place le talon sur le mont de Vénus, et les doigts tournés du côté de l'ombilic.

L'index et le médius de l'autre main pénètrent dans le vagin ensemble, s'il est assez grand, successivement, s'il est étroit.

Les auteurs qui accusent le massage de produire de la douleur ou de la surexcitation ont probablement voulu agir avec un seul doigt ; c'est le bon moyen pour provoquer soit une sensation pénible, parce que l'attouchement n'est pas réparti sur une assez grande surface, soit une senation de volupté qui résulte d'une action trop limitée, trop rapide, et trop superficielle.

Une fois les deux doigts engagés, on les place le dos contre le périnée et la face palmaire contre la paroi vésico-vaginale.

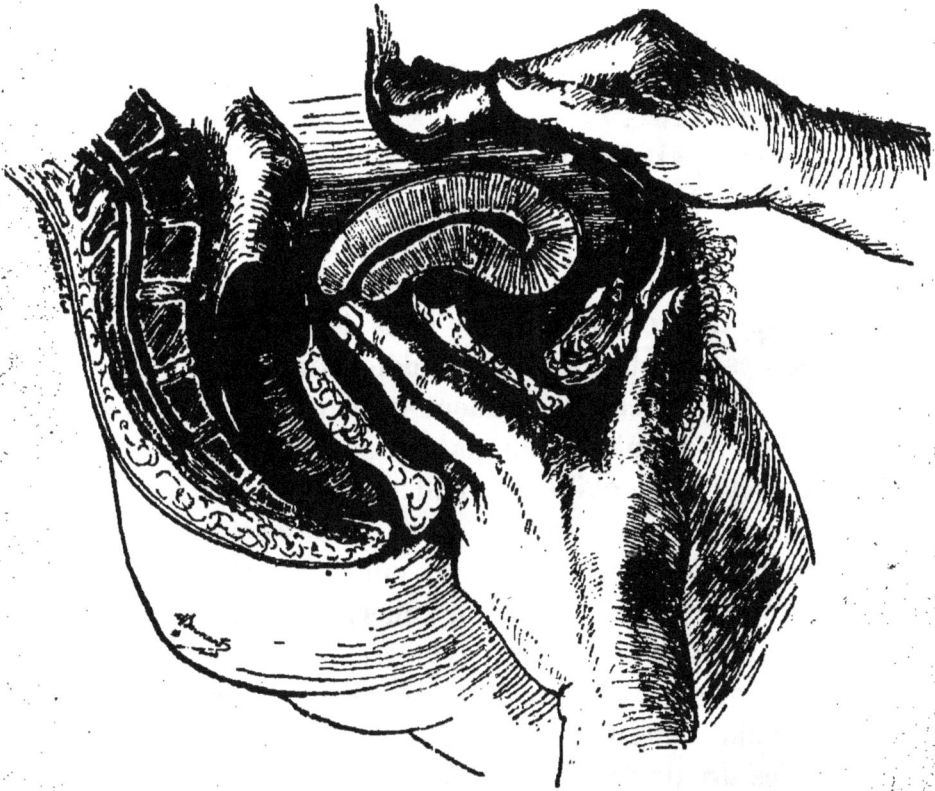

Fig. 1. — Massage utérin. Position des doigts.

La commissure antérieure se trouve ainsi hors de portée des mouvements qui vont être exécutés.

Les mouvements (frictions, pressions, malaxations) devront toujours être *lents et soutenus*.

En procédant ainsi, le massage ne produira que les effets thérapeutiques que l'on cherche.

Maintenant, pour s'atteindre et se sentir i'une l'autre à travers les parois, la main abdominale refoulera les tissus directement, de haut en bas, et la main vaginale de bas en haut.

On commet généralement la faute de trop plonger avec la main abdominale et de ne pas soulever assez avec la main vaginale. Chacune d'elles doit faire une partie du chemin ; il ne faut pas qu'elles s'attendent.

Immédiatement derrière la symphyse, les mains ne sont séparées que par les parois qu'elles refoulent, et par la vessie, mais un peu plus en arrière, l'utérus, s'il est dans la situation normale, s'interpose entre elles.

S'il est hypertrophié, le moindre mouvement se répercute d'une main à l'autre.

L'antéversion est la position qui se prête le mieux au massage de l'utérus, c'est celle où il faudra arriver à le ramener, quelle que soit la déviation dont nous le trouvions atteint.

Dans la métrite chronique, et dans toutes les affections autres que des néoplasmes qui ont déterminé l'hypertrophie de l'utérus, on procède de la façon suivante ; une fois l'organe couché en avant, les doigts qui sont dans le vagin le soutiennent et l'immobilisent pendant que la main externe pratique une série de frictions sur sa face postérieure, puis elles cherchent à enserrer le fond entre les doigts de manière à le comprimer d'une façon concentrique comme dans la manœuvre obstétricale de l'expression.

S'il existe une infiltration du tissu cellulaire péri-cervical, c'est la main externe qui fixe et abaisse la matrice pendant que les doigts font des passes lentes et douces autour du col.

Pour masser la marge de l'utérus, les deux mains, après s'être réunies sur le côté de l'organe, le refoulent latéralement ; la région latérale devient ainsi plus médiane et plus accessible.

Quand l'utérus est en antéflexion ou en antéversion pathologiques, c'est-à-dire lorsqu'il est immobilisé de telle façon qu'on ne peut ni le relever en totalité, ni redresser son antécourbure, il faudra, à côté du massage proprement dit, recourir aux mouvements de gymnastique passive.

Les doigts placés sur l'abdomen s'insinueront derrière la

symphyse afin d'arriver sur le fond de l'utérus ; ceux qui sont dans le vagin immobiliseront le col et ils agiront les unes et les autres de façon à faire disparaître l'angle antérieur jusqu'à déterminer même la rétrocourbure. Ces manœuvres seront répétées plusieurs fois dans chaque séance et d'une séance à l'autre on s'efforcera d'accuser davantage la flexion inverse à la flexion pathologique. Quelquefois cette gymnastique arrive à rendre à l'utérus sa direction normale, à faire disparaître une ployure excessive ; cependant, on ne peut se dissimuler que l'antéflexion qui tient à des altérations du tissu même de la paroi (atrophie, sclérose) est ordinairement incurable. Le massage ne pourra avoir sur elle qu'un effet temporaire, grâce à son action résolutive sur les inflammations concomitantes.

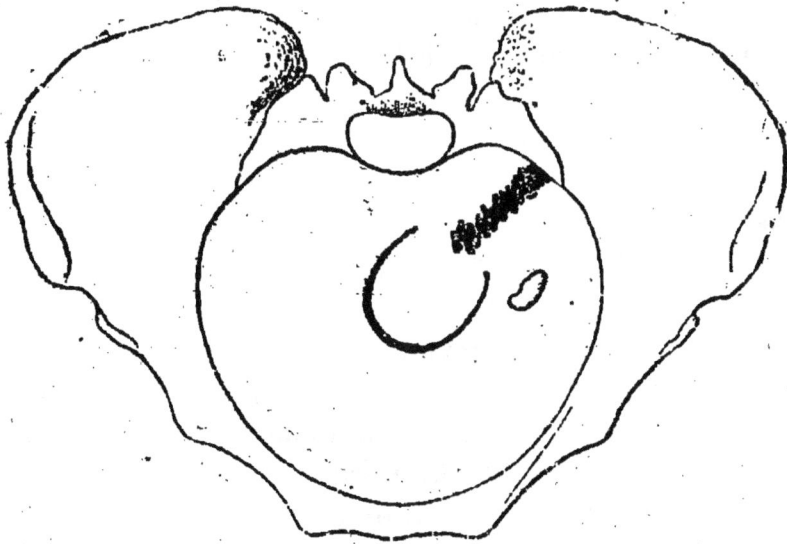

Fig. 2. — Brides adhérentes consécutives à une pelvi-péritonite.

Quant aux antéflexions qui proviennent de brides d'origine péritonitiques, brides qui maintiennent le fond de l'utérus attaché au pelvi-péritoine, elles sont d'un pronostic beaucoup plus favorable.

Ces brides ne se rencontrent pas volontiers sur la ligne médiane; elles se trouvent en général sur les parties antérolatérales unissant l'un des côtés de l'utérus avec la séreuse pelvienne du même côté ; elles se tendent quand on attire ou repousse l'utérus dans le sens opposé.

Au moyen des mouvements communiqués, on arrive assez facilement à déterminer leur point d'attache.

Le massage consistera à malaxer les régions où siègent les brides pour les faire résorber et en mouvements imprimés à l'utérus pour le dégager de ses liens.

Une pelvi-péritonite postérieure qui a laissé des brides unissant le segment inférieur de l'utérus avec la paroi pelvienne postérieure peut amener l'antéflexion et l'antéversion. Il en est de même d'une pelvi-cellulite qui a raccourci les ligaments de Douglas.

Dans ce cas il faut attirer graduellement et doucement vers la symphyse l'organe saisi bimanuellement ; on associera à ces mouvements un massage de la région pelvienne postérieure où siègent les brides ou l'ancienne paramétrite.

La figure 2 représente schématiquement un cas de paramétrite postérieure siégeant au niveau du pli de Douglas gauche.

L'utérus est dévié par la traction qui l'a aussi fortement antéfléchi.

Elle est tirée de l'ouvrage du Dr Profanter où elle illustre une observation dont le sujet a été guéri après un massage de 15 jours. L'utérus, qui était immobile auparavant, pouvait, après le traitement, être ramené jusque derrière la symphyse ; tous les troubles avaient disparu.

Dans l'antéversion, le masseur procède comme dans l'antéflexion ; il tend à faire basculer le corps en arrière pendant que les doigts placés dans le cul-de-sac postérieur aideront à l'accomplissement du mouvement de bascule en portant le col en avant.

Le massage dans les parties latérales du bassin.

Pour masser dans la moitié gauche du bassin, l'opérateur place sa main gauche dans le vagin et sa main droite sur le ventre. Pour masser dans la moitié droite, il fera l'inverse. Autrement il ne pourrait pas agir commodément avec la face palmaire des doigts.

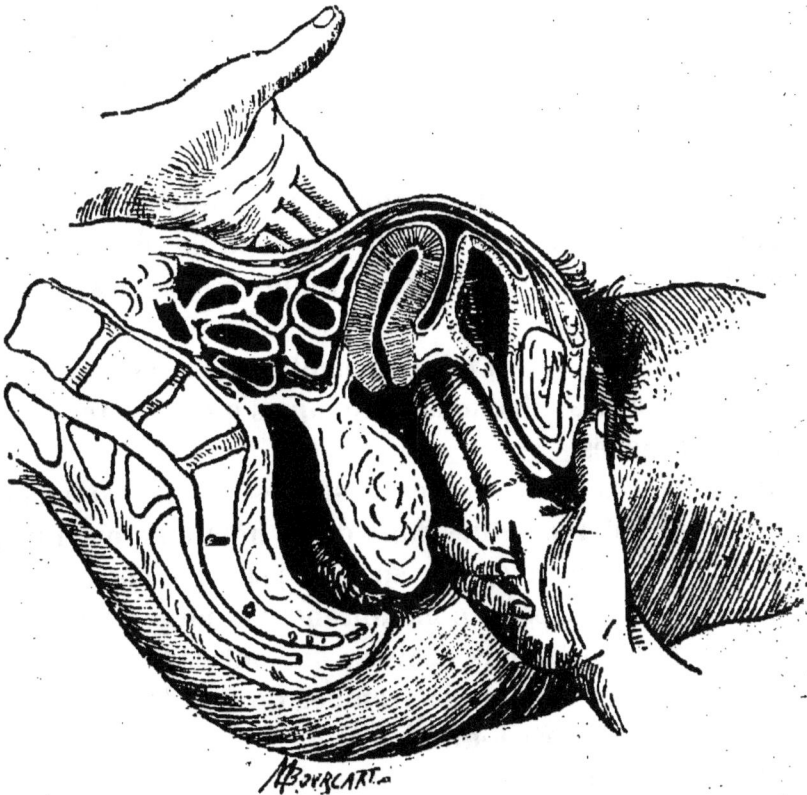

Fig. 3. — Massage des annexes.

Si les parties à masser siègent haut dans le ligament large, il ne faut pas accentuer trop l'inclinaison antérieure de l'utérus, cela entraînerait le bord supérieur du ligament derrière le pubis, ce qui le soustrairait à nos entreprises.

Plus le massage porte sur les côtés et en arrière, plus les difficultés d'accès s'accentuent : la ceinture osseuse devenant plus haute, la distance que les mains ont à parcourir pour se rencontrer devient plus considérable.

Si les parties à masser sont volumineuses, cette difficulté disparaît.

Si elles sont mobiles, on peut les amener plus ou moins dans la ligne médiane.

Nous répéterons ici, sous une forme générale, ce que nous avons déjà dit une fois à propos du massage dans la partie antérieure du bassin.

Quand les vieux exsudats et les tuméfactions ont une origine péritonitique, ils sont faciles à masser par le ventre ; mais s'ils procèdent du tissu cellulaire, on ne peut guère agir sur eux que par le vagin.

Les inflammations qui se propagent par la voie des trompes et qui pénètrent dans le péritoine provoquent, outre la salpyngite, une péritonite locale susceptible d'atteindre l'ovaire et le revètement séreux de toutes les parties voisines.

Cette pelvi-péritonite est très fréquente ; elle est la cause la plus ordinaire des affections chroniques que l'on rencontre dans les annexes.

Les treize pièces anatomiques destinées à nos exercices opératoires ont été recueillies dans deux hôpitaux où il n'y a pas de division gynécologique spéciale ; huit d'entre elles présentent des toiles pseudo-membraneuses plus ou moins developpées, plus ou moins épaisses qui ont comme centre d'attache l'orifice externe de la trompe. Ce fait démontre la fréquence de la pelvi-péritonite latérale.

Ces membranes dévient les organes de leur position normale, elles enveloppent complètement l'ovaire, elles le déplacent au point de lui faire perdre ses relations avec l'orifice tubaire : les anses intestinales sont parfois englobées dans le réseau pseudo-membraneux.

Les perturbations fonctionnelles, les douleurs auxquelles donnent lieu ces pelvi-péritonites sont des plus variées ; ce n'est pas ici le lieu de vous les décrire.

Elles sont assez caractéristiques pour attirer l'attention du médecin ; en examinant les femmes dans l'anesthésie, on arrive assez ordinairement à constater l'existence et le siège de ces foyers inflammatoires ou de leurs vestiges.

En palpant le flanc, on le trouve ordinairement moins souple ; on y sent une masse diffuse dans laquelle on ne peut pas isoler ni reconnaître les parties que l'on devrait y sentir (la trompe, l'ovaire, etc.). Si on masse cette région, on arrive graduellement à percevoir les organes ; les parties qui étaient primitivement englobées et amalgamées par les fausses membranes se dessoudent ; c'est là le signe évident d'une résorption.

J'ai l'habitude, quand je crois la trompe impliquée, de terminer chaque séance de massage par une douche intra-utérine tiède avec une solution de sublimé (2 litres 1/2).

Tout ce que nous avons dit de la propagation des virus par les trompes explique la raison de cette précaution.

Je me souviens de deux cas de tumeurs latérales où je fis l'incision exploratrice : dans l'un je ne trouvai qu'un paquet composé d'anses intestinales soudées avec la trompe et l'ovaire ; dans l'autre, il s'agissait d'une vieille hématocèle.

J'obtins chez l'une et chez l'autre de ces deux malades, une guérison parfaite. Si j'avais eu recours au massage, j'aurais obtenu, je crois, un aussi heureux résultat, et à moins de frais.

Les fausses membranes n'ont, en général, pas assez de vitalité et d'organisation pour résister à la puissante action résorbante du massage.

Je suis persuadé que par le massage associé à une hydrothérapie intra-utérine tiède et antiseptique, on peut obtenir dans certaines affections d'origine inflammatoire et virulente des annexes, des résultats équivalents à ceux que donnent les opérations modernes.

Les paramétrites latérales laissent dans les tissus et les ligaments larges des indurations qui immobilisent, dévient et parfois tordent l'utérus sur lui-même.

Le massage par frictions, malaxations et mouvements communiqués est très efficace pour anéantir et supprimer les causes premières de cette déviation.

On trouve des cas dans lesquels, grâce à d'anciennes périmétrites et paramétrites, le fond de l'utérus se trouve fixé d'un côté, tandis que le col est dévié de l'autre, si bien que

2

l'organe se trouve ankylosé en position complètement trans-
versale.

Le dessin de Profanter que je vous mets ici sous les yeux

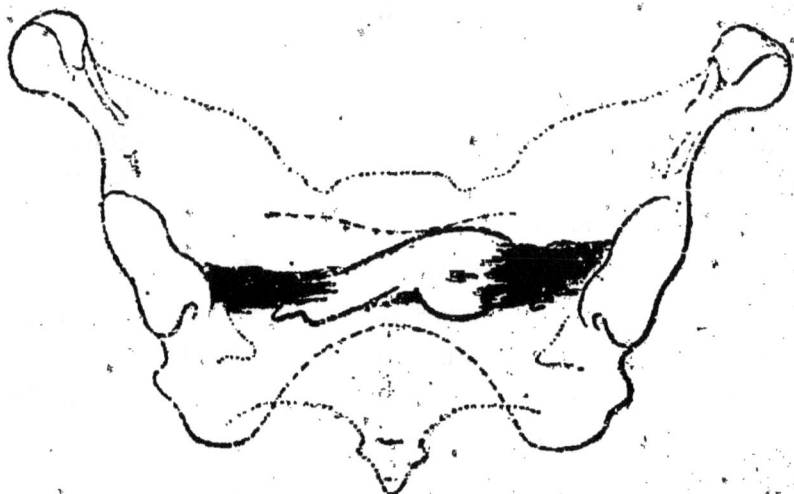

Fig. 4. — Adhérences fixant l'utérus.

illustre un cas pareil qui fut guéri par un traitement de 32
jours. (Figure 4.)

Le massage dans la partie postérieure du bassin.

On ne peut arriver avec la main extérieure jusque dans
la concavité du sacrum qu'en déprimant fortement la paroi
abdominale ; d'autre part, les doigts qui sont dans le vagin n'atteignent la région rétro-utérine que s'ils sont dans
l'extension forcée. Le massage in situ de parties non mobiles est en conséquence très difficile, car les efforts paraly-
sent l'élasticité de nos mouvements et les pressions émous-
sent notre sensibilité tactile.

Quand les tuméfactions sont quelque peu volumineuses,
elles sont naturellement plus accessibles.

Si la masse est assez basse pour pouvoir être refoulée
en arrière, la concavité du sacrum fournit un point d'appui
contre lequel on peut agir.

Les processus inflammatoires d'origine utérine qui ga-
gnent la cavité péritonéale par les trompes déterminent

souvent en arrière autour des plis, et dans la poche de Douglas, des inflammations analogues à celles qu'on rencontre latéralement ; j'ai eu souvent l'occasion de soumettre au massage des cas semblables ; les manœuvres qui me réussissent le mieux sont de simples passes très lentes par lesquelles j'affleure la muqueuse du cul-de-sac au niveau des points malades.

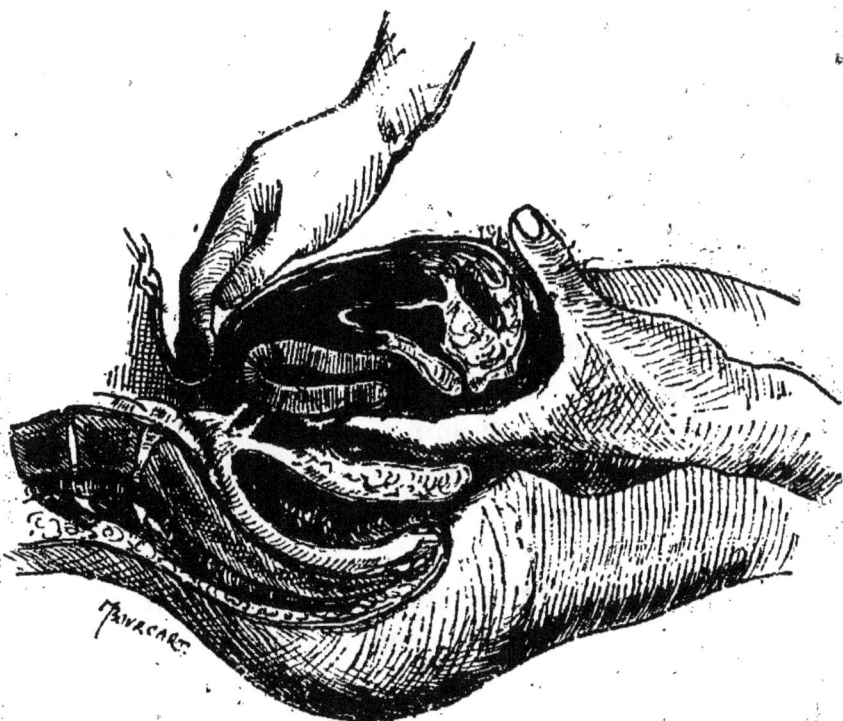

Fig. 5. — Massage de l'utérus pratiqué en vue de la destruction des adhérences rétro-utérines. Les deux mains vont à la rencontre l'une de l'autre pour que la main extérieure puisse arriver sur la face postérieure de l'utérus.

Les empâtements, les indurations du tissu cellulaire rétro-utérin se résorbent et s'assouplissent ainsi graduellement d'une séance à l'autre : la tolérance pour les manœuvres augmente et on finit par pouvoir opérer ainsi des frictions tout autour du col qui devient plus mobile. Indiquons maintenant les manœuvres destinées à corriger les rétro-déviations (versions et flexions).

Il y a deux cas à envisager. Celui où l'utérus est mobile

et celui où il est fixe : s'il est mobile, le massage consistera à réitérer à chaque séance sa réduction, puis une fois
qu'il est incliné en avant, à agir bimanuellement de façon à
l'incliner plusieurs fois et fortement sur la vessie.

On masse en outre les plis de Douglas et les tissus avoi-
sinants, de façon à fortifier tout ce qui suspend l'utérus en
arrière.

Si l'utérus est fixé, il faudra d'abord le dégager par le
massage mixte que je vous ai déjà décrit. S'il résiste, il faudra dilater l'utérus et agir par sa cavité selon des procédés
que nous verrons tout à l'heure. D'une manière générale, lorsqu'il s'agit de déviations fixes, le massage doit
consister en une gymnastique passive tendant à faire
progressivement exécuter à cet organe les mouvements
dont il est susceptible à l'état normal. Il faut procéder comme lorsqu'on a affaire à une articulation ankylosée. Les
premiers mouvements sont les plus difficiles à déterminer ;
mais insensiblement les oscillations deviennent plus grandes, soit que les tissus immobilisateurs s'étendent, soit qu'ils
se résorbent complètement.

Ces déviations sont ordinairement la cause ou le résultat
de processus pathologiques fort complexes qu'il faut démê-
ler et combattre chacune selon sa nature. Si l'utérus est
hypertrophié par l'inflammation catarrhale ou parenchy-
mateuse, il faudra recourir aux douches intra-utérines anti-
septiques tièdes. Si le tissu a subi des atrophies ou des dé-
générescences qui l'ont modelé pour ainsi dire sur la forme
anormale qu'a pris l'organe, il faudra recourir aux tuteurs
intra-utérins.

Ce sont, en général, des hyperesthésies relevant de l'inflammation chronique qui empêchent les malades de tolérer
des pessaires qui seraient cependant utiles au point de vue
d'une contention ; quelques séances de massage rétablis-
sent ordinairement la tolérance.

Pour masser dans les régions postérieures latérales, c'est-à-dire dans la direction des symphyses sacro-iliaques, la main extérieure se place sur le flanc ; elle comprime les parois à la rencontre de l'autre main qui refoule latéralement et en haut le cul-de-sac postérieur. Ce sont des péritonites postérieures anciennes, des brides qui retiennent l'utérus, les ovaires, la trompe, qui indiquent en général le massage dans cette région.

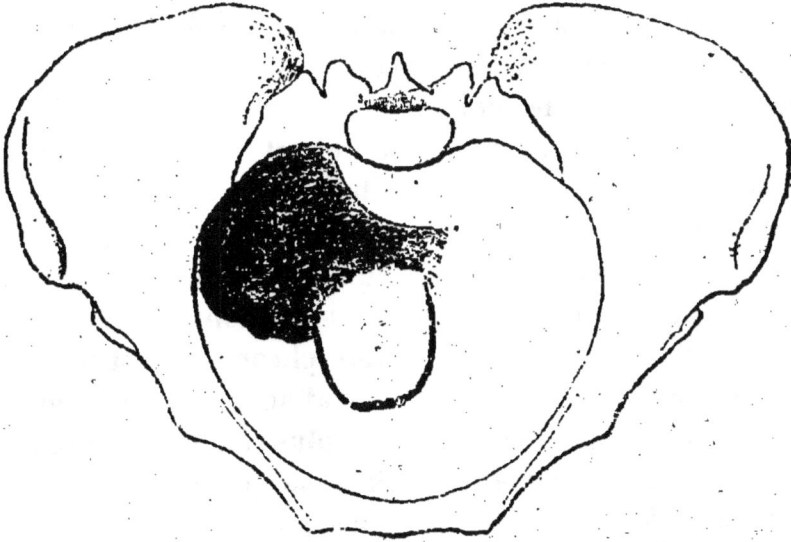

Fig. 6. — Hématocèle péri-utérine.

Le massage a été employé avec un grand succès pour déterminer la résorption d'anciennes hématocèles. La figure ci-dessus représente une tumeur de ce genre. Voici la description du cas telle que la donne Profanter : l'utérus est en antéflexion, situé dans la zone médiane. A droite et en arrière de l'utérus on sent une tumeur qui descend jusqu'au niveau de l'épine ischiatique et qui n'atteint pas tout à fait en haut le détroit supérieur. Le segment que l'on atteint par le cul-de-sac latéral est dur et inégal. Immédiatement en arrière du col on sent un sillon entre la tumeur et l'utérus ; elle dépasse à gauche la ligne médiane, elle n'est pas douloureuse au contact.

Après un traitement de 14 jours, l'utérus est libre, mobile et l'hématome a complètement disparu. Quant aux exsudats de la périphérie du bassin, on peut les masser contre le point d'appui que fournit la face interne des os pelviens.

Le massage de l'utérus dilaté.

Quand nous ne pouvions dilater l'utérus que pour un temps très court, il ne pouvait être question d'un traitement prolongé par le massage fait au moyen d'un doigt introduit dans la cavité utérine et d'une main agissant sur l'abdomen.

Grâce à mon procédé, qui permet de maintenir la dilatation, on peut maintenant pratiquer et réitérer à volonté toutes sortes de manœuvres digitales intra-utérines et en particulier celles qui consistent à imprimer à l'organe des mouvements en divers sens et à agir directement sur les parois par des palpations, frictions et malaxations bimanuelles.

Nous avons vu que la péritonite chronique est un des facteurs les plus ordinaires des déviations. Ces adhérences d'origine péritonitique s'attachent le plus souvent à la partie élevée du corps de la matrice. Si nous pénétrons avec le doigt jusqu'au fond de la cavité, nous pourrons évidemment exercer sur elles des actions bien plus topiques que par les mouvements de bascule ou par les refoulements en totalité de l'organe.

Pour pénétrer dans l'utérus, il faut l'abaisser ; or, ces tractions en bas concourent aussi à déterminer la mobilisation, qui est, ne l'oublions pas, le but et la fin de tout traitement orthopédique.

Les manœuvres à exécuter, une fois l'utérus accessible, n'ont pas besoin d'être exposées à nouveau.

Après une séance de 3 à 4 minutes au plus, on irrigue la cavité et on y replace des tampons qui maintiennent la dilatation pour la séance suivante. Schultze avait déjà indiqué une manœuvre destinée à rompre les adhérences qui retiennent l'utérus en arrière. Elle consiste à dilater la matrice, à y introduire le doigt pour produire soit la rupture, soit l'extension forcée des brides.

Le doigt porte l'utérus ou le fléchit dans le sens contraire à celui où il est fixé, tandis que l'autre main, agissant par la paroi abdominale ou par le rectum, exerce des contre-tractions.

Evidemment il n'y a pas à contester l'indication de cette manœuvre. Quelque violente qu'elle puisse paraître de prime abord, elle l'est moins que les opérations que l'on exécute aujourd'hui pour remédier à certaines rétro-déviations rebelles.

En associant au procédé de Schultze la dilatation durable par les tampons, on peut en tirer un très bon parti. Toutefois, la dilatation jusqu'au degré qui permet l'introduction du doigt n'est pas toujours facile à produire dans l'utérus fixé en rétroflexion et en rétroversion externes ; j'ai peine à croire également qu'on puisse souvent d'une seule fois réaliser le dégagement complet et durable d'un pareil utérus.

Il y a quatre ans, j'ai proposé un curvateur utérin au moyen duquel on peut pénétrer dans les utérus les plus fléchis et leur imprimer la flexion la plus diamétralement opposée à la flexion pathologique. (Figure 7.)

Cet instrument se compose d'une tige de six centimètres, articulée sur un long manche.

La tige mobile peut tourner autour de son articulation de façon à décrire un cercle complet.

Elle peut être immobilisée à un point quelconque de sa course, comme le redresseur de Sims.

En outre, la tige mobile est flexible, et on peut, à l'aide d'un mécanisme, lui imprimer les courbures les plus prononcées ; des vis d'arrêt permettent de fixer aussi bien la courbure que l'inclinaison de la tige.

Supposons un utérus en rétroversion et en rétroflexion ; on commence par incliner la tige mobile sur le manche, suivant le même angle que celui formé par l'axe du vagin avec l'axe de l'utérus ; on engage l'instrument dans le col ; quand il arrive au niveau de la ployure, on fait jouer le mécanisme de flexion qui incurve la tige en sorte que le canal peut être cathétérisé par un instrument qui a la même courbure que lui ; grâce à cette disposition, la pénétration complète devient beaucoup plus facile. Une fois que la tige

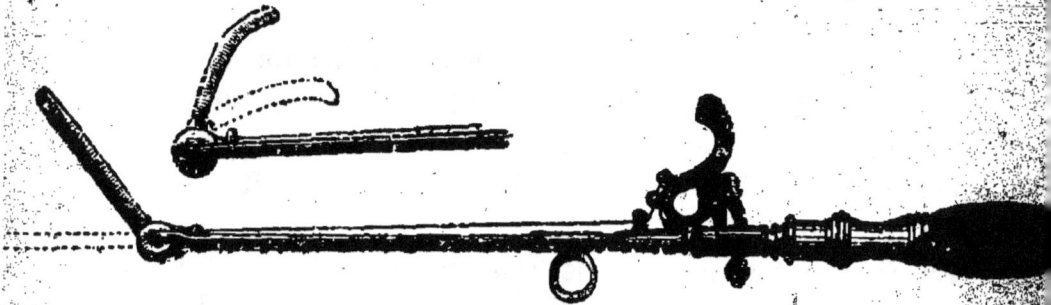

Fig. 7. — Curvateur utérin de Vulliet.

a disparu entièrement, on la libère, elle se redresse par sa propre élasticité et elle redresse en même temps la ployure utérine, s'il y en a une.

En appuyant sur l'articulation de l'instrument, on arrive à mettre la tige intra-utérine en continuité d'axe avec le manche de l'instrument. A ce moment, on le fait tourner sur son axe et on commence soit à déterminer des courbures antérieures, soit à faire basculer l'utérus en avant.

On peut ainsi ramener graduellement un utérus d'une flexion angulaire en arrière à une flexion antérieure de même degré. Ce n'est pas en une seule séance qu'on produit ce résultat ; mais comme je maintiens la dilatation par le tamponnement intra-utérin qui, lui aussi, agit dans le sens du redressement, je puis renouveler la manœuvre à volonté.

En somme, cet instrument représente, au point de vue du procédé de Schultz, un doigt artificiel d'une introduction bien plus facile que celle du doigt réel.

Il présente, en plus, l'avantage de se prêter à des applications prolongées.

En le calant dans le vagin avec de la gaze iodoformée, on peut le laisser séjourner plusieurs heures dans l'utérus.

J'ai décrit ici mon curvateur utérin parce qu'il est avant tout un instrument destiné à produire des mouvements et des flexions qui rentrent dans le cadre du massage et de la gymnastique passive ; il peut être employé dans toutes espèces de déviations utérines.

Le docteur Alex. Miller, de Cincinnati, est l'inventeur d'un instrument qui me paraît très ingénieux. Je le mentionne ici, car ses propriétés en font surtout un agent de mobilisation pour l'utérus fixe.

C'est une sonde de la longueur de l'utérus vissée sur un dé.

On l'introduit en position dorsale ou génu-pectorale.

Une fois que la sonde a pénétré complètement dans l'utérus, le doigt se coiffe du dé et replace l'utérus, il lui communique des mouvements de bascule et le refoule à volonté dans différents sens.

Le dé remplace avantageusement les manches des autres redresseurs, la force agit d'une façon très directe et le doigt exerce un contrôle efficace sur les mouvements imprimés à l'utérus.

Cette manœuvre dispense de la dilatation ; on peut la

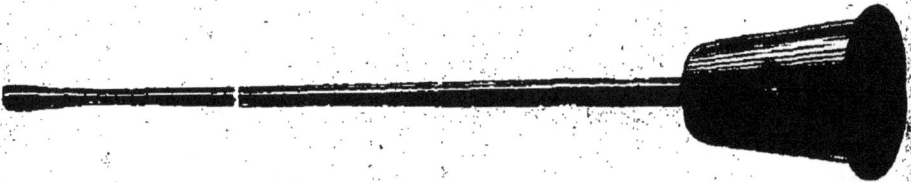

Fig. 8. — Sonde intra-utérine de Miller.

renouveler aussi souvent qu'il le faut pour arriver à un résultat durable.

On ne peut, par contre, pas imprimer en dernier lieu à la matrice l'antécourbure, comme cela est possible au moyen de mon curvateur.

Du traitement du prolapsus utérin par le massage.

Les masseurs suédois prétendent guérir le prolapsus utérin complet par le massage seulement, sans recourir ni aux opérations, ni aux pessaires. Cette prétention me paraît excessive.

Qu'on puisse, dans des cas récents, obtenir ce résultat, c'est possible, et encore faut-il que le périnée et le vagin ne soient pas trop mutilés.

Le massage employé contre le prolapsus comporte trois sortes de manœuvres qui sont :

1° L'élévation de l'utérus.
2° La gymnastique des jambes.
3° Les tapotements de la région lombaire.

L'élévation de l'utérus. — Exécutée selon les règles du massage suédois, cette manœuvre exige le concours d'un aide.

Cet aide agissant par le vagin réduit l'utérus et le maintient dans l'antéversion normale, tandis que l'opérateur déprime les parois abdominales latéralement jusqu'à ce qu'il arrive à étreindre le corps de l'organe avec ses deux mains.

Une fois qu'il tient l'organe, il l'élève dans la direction du creux épigastrique. Quand l'élévation est arrivée à son degré maximum, il abandonne la matrice qui revient lentement vers sa situation primitive ; l'aide suit le mouvement de retrait et empêche avec son doigt que l'utérus retombe en rétroversion.

J'ai supprimé l'aide, mon pessaire contre le prolapsus soutenant suffisamment l'utérus pour qu'on puisse le saisir, et quand on l'abandonne après l'élévation, il assure son retour dans l'antéversion normale.

Chaque séance comporte plusieurs élévations.

La gymnastique des jambes. — L'utilité de cette gymnastique s'explique par la solidarité contractile qui existe entre les adducteurs de la cuisse et les muscles intra-pelviens, le releveur de l'anus en particulier.

Quand les adducteurs se contractent énergiquement, le releveur se contracte aussi. Si on se rend bien compte du rôle que joue ce diaphragme pelvien dans la contention des organes génitaux, on s'explique qu'il puisse y avoir un avantage à le renforcer par les exercices suivants :

La patiente ayant rassemblé ses talons et ses genoux, l'opérateur saisit les genoux et cherche à les écarter, tandis que la patiente résiste.

Puis, une fois l'écart produit, la malade s'efforce de ramener ses genoux l'un contre l'autre, tandis que l'opérateur lui fait opposition.

C'est là de la gymnastique par mouvements contrariés.

Les tapotements. — Toute la région des lombes est percutée avec le côté externe des mains agissant par coups rapides comme dans l'acte de hacher. Les tapotements ou hachures ne jouent du reste qu'un rôle secondaire.

J'ai traité cinq cas de prolapsus par les manœuvres que je viens de décrire.

Dans deux cas où la procidence n'était pas complète, j'ai obtenu rapidement la décongestion de la matrice et un raffermissement des ligaments ; l'utérus se maintient encore actuellement (après huit et trois mois) dans une situation presque normale même quand ces femmes toussent étant debout. Chez l'une et l'autre, le museau de tanche arrivait auparavant jusqu'au niveau de la vulve, sans la franchir. La cavité n'était pas notablement allongée : il s'agissait donc d'un abaissement total de l'organe et non d'une élongation.

Dans les autres cas, j'avais affaire à de vraies élongations hypertrophiques de Huguier (la forme la plus fréquente du prolapsus). La cavité utérine mesurait chez une d'elles 14, chez une autre 15 1/2, chez la troisième 17 centimètres de profondeur.

Il reprit très vite sous l'influence du massage et du repos ses proportions normales ; mais cela ne me parut pas convaincant, car je savais depuis longtemps que lorsqu'on assure la contention de l'utérus par un appareil qui le réintègre à sa hauteur et dans son antéversion normale, il revient très vite à sa longueur ordinaire.

J'avais vu plusieurs fois ce raccourcissement se produire sous l'influence de mon pessaire à prolapsus.

Il advint, au bout d'un certain temps, ce qui était arrivé lorsque j'avais voulu retirer mon appareil.

Quand les malades se relevèrent, la cystocèle et la rectocèle se reproduisirent, l'utérus s'allongea et redescendit comme auparavant. Le prolapsus par élongation se produit parce que toute la partie qui est au-dessus des ligaments de Douglas reste à sa place ; ces ligaments ne cédant pas ou cédant peu, c'est aux dépens de la partie de l'utérus qui est au-dessous des ligaments, que se fait l'allongement ; elle s'étire parce que le plancher pelvien inférieur détérioré ne peut plus soutenir le vagin, la vessie, et résister à la pression abdominale.

Il est avéré, d'une part, que le massage externe et la gymnastique exercent une action tonique et résolutive sur les muscles et sur les tissus pelviens ; il est certain, d'autre part, que le massage interne peut raffermir les ligaments de Douglas ; mais tout cela fût-il obtenu, ce ne serait pas encore suffisant, car c'est la clôture inférieure de l'abdomen qui est endommagée, et je ne vois pas comment le massage peut la restaurer ou y suppléer.

En résumé, Messieurs, le massage gynécologique, appliqué avec prudence et adresse, peut rendre de très grands services à la thérapeutique.

Ce n'est évidemment pas une pratique infaillible ; mais l'orthopédie par appareils, ou l'orthopédie opération ne sont pas infaillibles non plus.

Nous ne pouvons pas nous dissimuler que les colporrhaphies antérieure, postérieure, la périnéorrhaphie même associées à l'opération d'Alexander, ne réussissent pas toujours à guérir le prolapsus utérin.

Le traitement des flexions donne des résultats encore plus aléatoires. Nous ne pouvons donc que prendre très au sérieux une méthode qui met à notre disposition de nouvelles ressources, et qui a reçu déjà la sanction de l'expérience.

Les tissus sur lesquels il faut agir n'ont en somme rien de spécial dans leur nature. Ce qui est efficace pour déraidir une articulation ou faire résorber un engorgement dans une autre partie du corps ne peut pas être illogique ou dangereux quand il y a lieu de sévir contre des processus similaires des organes génitaux et pelviens.

Je vous signalerai un avantage accessoire qui a cependant son importance pour nous. Rien ne développe la sagacité tactile autant que la pratique du massage ; je ne connais pas de meilleure école pour se perfectionner dans les explorations bimanuelles.

VINGT CAS D'AFFECTIONS GYNÉCOLOGIQUES

TRAITÉS PAR LE MASSAGE

OBSERVATIONS RECUEILLIES ET RÉDIGÉES PAR LE

Dᵣ MIRHAN BOYADJIAN

Les vingt observations qui suivent proviennent de la clinique et de la clientèle privée du professeur Vulliet.

Nous exposons en détail les trois premières observations pour faire ressortir les indications et le manuel opératoire du massage gynécologique. Afin d'éviter les redites et les longueurs, nous avons consigné les autres observations sous une forme abrégée.

Notre but est de démontrer l'*utilité* du massage dans les affections gynécologiques et nous croyons que ces observations le prouvent d'une façon catégorique. Nous avons à dessein éliminé tout commentaire de nature étrangère ou accessoire à notre sujet.

Dᵣ M. BOYADJIAN,
Assistant de la Polyclinique de Genève.

OBSERVATION I. — Madame X., 40 ans. — Souffre du bas-ventre depuis dix-huit ans. Elle a eu à cette époque une péritonite qui a laissé, comme c'est souvent le cas, des brides et des adhérences soudant le péritoine pelvien avec la matrice et ses annexes. Elle s'est adressée aux spécialistes les plus renommés qui l'ont soignée par l'application de pessaires divers.

Femme du monde, aimant l'équitation et la danse, elle fut obligée, sous peine de poussées de péritonite, de renoncer complètement à l'existence selon ses goûts.

Malgré toutes les précautions dont elle s'entoure, elle souffre de pesanteur abdominale, de douleurs sur le rectum, elle est souvent obligée de s'aliter plusieurs jours.

Appelé auprès d'elle dans le courant de l'hiver 1887, le professeur Vulliet l'examine dans l'anesthésie. Il trouve l'utérus hypertrophié en rétroflexion et en rétroversion maximum. L'organe est immobile et les mouvements communiqués entraînent le cul-de-sac postérieur et le rectum. Il ne trouve ni les ovaires, ni les trompes ; il conclut que ces organes sont englobés dans les membranes qui ont dévié, immobilisé et soudé l'utérus au rectum et à la paroi postérieure du bassin.

L'inutilité d'un traitement par les pessaires était démontrée. En dehors du massage il n'y avait de ressource, en fait de traitement radical, que dans la laparo-hystérorrhaphie. Telle était l'intensité des désordres que la malade aurait probablement accepté cette opération. Mais le professeur, s'appuyant sur ses expériences précédentes, pensa qu'il pouvait aboutir à la guérison par le massage.

Bien avertie de la longueur de ce traitement, la malade vint s'installer à la clinique privée du professeur Vulliet le 6 mars 1888.

Inauguré avec beaucoup de prudence et au milieu de grandes difficultés, tenant soit à la sensibilité des parties, soit aux difficultés d'accès, le traitement avait cependant donné au bout de huit jours les résultats suivants : l'utérus était libre à droite, l'ovaire droit était devenu perceptible, il était accollé à la partie postérieure de l'utérus plus bas que la corne. L'utérus pouvait être redressé dans la direction rectiligne.

Dans les quinze jours qui suivirent, le même résultat se produisit sur le côté gauche et le fond de l'utérus pouvait être basculé au-dessus du promontoire.

Le professeur commença alors à soutenir l'utérus entre les séances au moyen de son pessaire.

La malade elle-même, à partir de ce moment, se rend compte des progrès réalisés ; après chaque massage, dit-elle, elle se sent plus légère. Le sentiment de pression sur le rectum qui l'obsédait depuis des années a entièrement disparu. Après avoir commencé ce traitement avec la défiance et les doutes habituels aux malades qui ont longtemps souffert sans obtenir de soulagement, elle est maintenant pleine d'espérance sur le résultat final.

Au bout d'un mois on pouvait amener l'utérus dans l'antéversion normale et sentir de chaque côté l'ovaire et la trompe, mais à mesure qu'il devenait libre d'avant en arrière, on découvrait de nouvelles adhérences tiraillant l'organe latéralement et le faisant ensuite basculer en arrière une fois abandonné.

Pendant la cinquième semaine le professeur s'applique à obtenir le dégagement latéral. L'utérus pendant ce temps était devenu beaucoup plus petit, à tel point qu'on ne pouvait plus l'étreindre bimanuellement qu'après un certain temps de recherches.

Au bout de six semaines il paraissait libre en tous sens, mais on ne réussissait cependant pas à le maintenir dans l'antéversion sans pessaire au delà de vingt-quatre heures. Sans cause appréciable il retombait dans la rétroversion.

Le professeur Vulliet entreprit alors de masser l'utérus pendant qu'un aide massait le paquet intestinal refoulé vers l'épigastre. Cette tactique réussit à le détacher complètement des *brides utéro-intestinales* qui le faisaient retomber.

Maintenant cette malade est tout à fait bien portante et son utérus est en situation normale.

Les ovaires sont tout à fait mobiles ; quand on agit sur eux par des manœuvres bimanuelles, on les amène facilement à une distance de trois ou quatre centimètres en dehors de la matrice, mais quand on les abandonne ils reviennent près de la marge de l'utérus.

Elle n'a pas été alitée une seule fois pendant le traitement.

OBSERVATION II. — Mme N., 34 ans. — Habite Menton.

Le 2 janvier 1888, elle consulte le professeur Vulliet, de passage dans cette ville. Personne très corpulente. Réglée à quinze ans. Mariée à vingt et un ans. Quatre couches normales. Souffre depuis la dernière couche, 1881.

Leucorrhée. Règles surabondantes et irrégulières.

Pesanteur dans l'abdomen. Difficulté à marcher.

Ce qui la tourmente le plus, c'est une douleur vésicale constante et le besoin d'uriner qui revient quand elle est assise, toutes les demi-heures, quand elle est endormie toutes les deux heures, et qui est si pressant lorsqu'elle est debout, qu'elle n'a pas le temps d'aller sur le vase ; elle urine debout, non pas involontairement, mais forcément, tant la douleur est vive ; si elle se retient, cystite douloureuse.

Les cuisses sont couvertes d'éruptions dans les lignes selon lesquelles l'urine suinte. Elle ne peut ni faire des visites, ni en recevoir, tant est incommode ce besoin d'uriner et désagréable l'odeur d'urine qui s'exhale d'elle.

Madame N., depuis sept ou huit ans, a consulté tous les médecins et toutes les célébrités qu'on lui a signalés. Les améliorations n'ont été que passagères. Elle est dans un état de désespoir bien explicable.

A l'examen le professeur constate des déchirures bilatérales profondes du col avec ectropion et endométrite. La matrice est doublée de volume. L'exploration bimanuelle est partout douloureuse. Signe que le pelvipéritoine est affecté d'une manière générale.

Mais c'est sur l'abdomen, dans la région de la vessie et dans le vagin, contre la paroi vaginale supérieure, que les pressions et les manœuvres provoquent les douleurs les plus intenses.

L'urine est normale, ce qui permet de conclure que l'inflammation n'intéresse pas la muqueuse vésicale.

Le professeur décide de faire d'abord la trachélorrhaphie, puis, une fois la malade remise de cette opération, de la soumettre au massage, afin de dissiper l'inflammation rayonnante qui s'est étendue dans tout le pelvis et dans la région préutérine principalement.

Mme N. vient à Saint-Raphaël où se trouvait le professeur Vulliet, qui procède avec l'assistance du Dr Lutaud à l'opération d'Emmet.

Guérison par première intention. La malade rentre à Menton au bout de dix jours. La leucorrhée cesse. Les règles redeviennent normales. Mais les troubles de la miction sont les mêmes à peu près.

Le 7 février elle arrive à Genève et entre dans la clinique particulière du professeur Vulliet.

Massage pelvien deux fois par jour. Enveloppement de Priessnitz tous les soirs.

Les manœuvres ont consisté à frictionner circulairement, tout en les refoulant, les tissus de la région suspubienne, pendant que deux doigts, la face palmaire tournée en haut et placée bien parallèlement, soulevaient la paroi vésico-vaginale. Les deux mains ensuite cherchaient à passer simultanément ou alternativement dans le côté, de manière à agir sur les tissus de la région latérale.

Il fallut naturellement procéder avec beaucoup de délicatesse dans les premières séances, mais la tolérance à l'égard des manœuvres devint telle, qu'au bout de cinq à six jours, les mains pouvaient impunément agir dans cette région, comme si elle eût été saine.

Le professeur Vulliet, alors, introduisit plus profondément les doigts dans le vagin, de façon à pénétrer dans le cul-de-sac postérieur, puis, faisant des frictions avec la main extérieure dans le sens antéro-postérieur, il inclinait la matrice en arrière ; de cette façon il massait non seulement la vessie, mais aussi tout le tissu cellulaire préutérin.

A mesure que la tolérance s'établissait, les troubles de la miction disparaissaient aussi.

Au bout de 5 semaines de ce traitement Mme N. était entièrement guérie.

Revue au mois d'avril 1889, la malade déclare avec satisfaction se porter parfaitement bien.

Observation III. — Mme Ch., 28 ans, de Tanninges; 29 septembre 1888.

Se plaint de douleurs abdominales, pelviennes et lombaires, ayant leur intensité maximum dans le côté gauche.

Elle est faible, incapable de travailler, de marcher, même de se tenir debout au delà de quelques minutes. Elle a de la fièvre le soir, transpire beaucoup pendant le sommeil. Elle a maigri, mange très peu. Son ventre est volumineux.

Antécédents. — S'est toujours très bien portée jusqu'à sa seconde couche (le 15 juillet 1888). Une scarlatine assez intense se déclare le lendemain de ses couches. Trois jours après l'invasion de cette maladie, elle commença à sentir des douleurs abdominales. Elle resta alitée trois semaines. C'est tout ce qu'elle peut signaler sur le début de sa maladie. Nous avons là un exemple de localisations inflammatoires dans le pelvis, probablement en relation avec la scarlatine.

Examen. — A la palpation bimanuelle, on sent l'utérus dévié à droite et immobile ; les annexes du côté droit ne paraissent affectées d'aucune lésion. A gauche, on trouve, adjacente à l'utérus, une tuméfaction énorme qui, émanant de la partie latérale et postérieure du plancher pelvien, remonte dans l'abdomen, où elle se termine par une crête qui, à son sommet atteint la hauteur de l'ombilic et qui va diminuant dans le côté gauche du bassin. La forme générale de cette tuméfaction est celle d'un cône allongé, disposé transversalement ; il est orienté de la matrice vers la symphyse sacro-iliaque gauche. On peut enfoncer la main en avant et en arrière de ce cône. La crête du cône est très nette, le versant postérieur plus abrupt que le versant antérieur. Pas d'inégalités, ni de sillons. Toute la tuméfaction paraît être dans le tissu cellulaire ; il semble que le péritoine qui la recouvre est sain, car la pression légère n'est pas douloureuse. La consistance est dure, mais élastique. La pression profonde est douloureuse, aussi bien du côté du vagin que du côté du ventre.

Diagnostic. — Paramétrite latéro-postérieure gauche.

Traitement. — Massage mixte. Commence le 29 septembre. Deux fois par jour.

La tumeur est soutenue par le vagin. La main extérieure, posée plate sur la tumeur, opère par des frictions circulaires sur la crête et sur chacun des versants.

Diminution très rapide du volume de la tuméfaction. Dès que l'utérus se trouve un peu dégagé, on le mobilise par des mouvements communiqués en divers sens.

Le 13 octobre, la malade est absolument guérie ; il ne reste pas trace de la tuméfaction. Les tissus ont repris leur souplesse et la matrice toute sa mobilité.

Revue le 2 avril 1889, Mme Ch. continue à se porter aussi bien que possible.

OBSERVATION IV. — Mme N., Circassienne, 36 ans ; réglée à 12 ans ; règles normales. Mariée à 17 ans ; trois couches normales ; plusieurs fausses couches. S'est toujours bien rétablie des unes et des autres.

Dernière fausse couche de six semaines, en février 1885. Le professeur Vulliet est appelé auprès d'elle six jours après pour des complications. Il constate une paramétrite gauche. L'affection fut assez grave, sans cependant avoir mis les jours de la malade en danger. Dès que Mme N. fut à peu près rétablie, elle quitta Genève. Elle revint se présenter à la consultation du prof. Vulliet le 27 février 1888, se plaignant de n'avoir cessé, depuis l'avortement, de souffrir de douleurs abdominales intenses. Elle avait beaucoup maigri et ses traits portaient l'empreinte que laissent chez la femme les souffrances chroniques des organes génitaux. Elle est dans un état d'hystérie et de nervosité très prononcé.

Examen. — Vagin normal, col normal. Le corps de l'utérus est petit, dur, en antéflexion angulaire sur le col. On ne peut pas le redresser ; il est dévié à gauche. Les pressions sont si douloureuses dans l'hypogastre gauche, que la douleur empêche une exploration minutieuse.

Les règles sont normales quant à leur abondance et à leur durée, mais elles sont précédées d'une exacerbation des douleurs ordinaires, exacerbation qui dure deux ou trois jours avant et un jour, un jour et demi après l'apparition des règles :

Le 1er mars, *examen dans l'anesthésie :*

Le paramétrium gauche est dur et contracté ; c'est lui qui attire et dévie la matrice.

L'ovaire gauche est adhérent à la corne gauche ; il est atrophié et très dur.

Du côté droit, l'ovaire est plus près de la matrice que normalement ; il est dévié en arrière et, quand on le repousse en avant ou de côté, on sent des résistances.

La malade s'étant réveillée, on constate des douleurs quand on presse dans la région ovarienne et tubaire, des deux côtés. Ces douleurs sont plus prononcées à gauche.

Diagnostic. — *Ancienne paramétrite gauche. Ancienne pelvipé-ritonite bilatérale. Endométrite catarrhale.*

A partir du 2 mars, *massage quotidien :*

Résolutif pour la paramétrite (pressions et frictions).

Libérateur pour l'utérus et les ovaires (mouvements).

En vingt séances, les organes reviennent à un état parfaitement normal.

L'exsudat a disparu ; les deux ovaires sont libres et à leur place. L'utérus est mobile.

Nous ordonnons encore un massage général et la gymnastique suédoise pour fortifier les muscles et l'état général.

Revue le 25 avril 1889, Mme N. n'a cessé de jouir d'une santé parfaite. Elle a repris toute son activité.

OBSERVATION V. — Mme M., 37 ans. Réglée à 19 ans. Mariée à 27 ans. Trois couches normales et deux fausses couches. Depuis sa dernière couche (il y a trois ans), souffre de maux de reins et de tiraillements dans le bas-ventre. Il y a quinze mois, elle s'est aperçue que sa matrice descend. Elle devient enceinte bientôt, mais à mesure que la grossesse avance, le prolapsus augmente. Accouchement avant-terme (six mois). Depuis ce moment, le prolapsus s'est développé de plus en plus. Elle vient à la Polyclinique, où on essaye d'arrêter la chute utérine par des pessaires. Les pessaires la font souffrir, et il faut les enlever. Tout l'hiver, elle a beaucoup souffert de douleurs pelviennes et de troubles de la miction.

Examen de la malade. — Femme maigre, anémique. Tous les appareils, sauf l'appareil uro-génital, sont dans un état normal.

A la palpation, on ne trouve pas l'utérus à sa place. Tout le bas-ventre est douloureux, surtout la région suspubienne.

L'utérus, coiffé du vagin, émerge hors de la vulve de treize centimètres. La cavité utérine mesure dix-huit centimètres. Donc nous avons à la fois prolapsus vrai et allongement hypertrophique de la matrice.

17 avril 1888. — On réduit le prolapsus assez péniblement. La palpation bimanuelle indique que l'utérus, en se réduisant, se fléchit angulairement. L'angle est dirigé à gauche et en arrière. L'organe a très peu de mobilité et, quand on essaye de le soulever, la femme accuse des douleurs du côté gauche.

La seconde pénètre à peine jusqu'au tiers de la cavité de l'utérus réduit, c'est-à-dire au niveau de l'angle. Les culs-de-sac sont libres. On peut sentir, par le cul-de-sac gauche, l'ovaire gauche, qui est en prolapsus dans le fond de la poche de Douglas.

Le professeur pense que la latéroflexion angulaire résulte du fait que le fond de l'utérus ne s'élève pas dans les manœuvres du taxis, parce qu'il est fixé par des adhérences. Lorsqu'on repousse le col en haut et en arrière, l'organe ne peut faire autrement que de s'incurver sur lui-même. Ceci explique aussi pourquoi les pessaires faisaient souffrir la malade et étaient toujours expulsés. Voilà donc un cas où le massage est indiqué non seulement comme moyen curatif, mais aussi pour rendre l'emploi des palliatifs (pessaires) possible.

25 avril. — Depuis le 17 avril, nous avons fait une séance de massage par jour pour libérer la matrice. Nos manœuvres ont consisté à insinuer deux doigts sous le fond de la matrice et à la repousser, soit en haut, soit latéralement, de façon à allonger et à rompre les adhérences.

L'organe est plus mobile maintenant. On peut le soulever plus facilement et avec moins de douleur. Le fond arrive jusqu'au promontoire. Le pessaire n'est plus expulsé et il ne fait pas souffrir.

29 avril. — On peut amener la matrice dans sa position normale. La sonde utérine indique que *l'angle n'existe plus* et que la cavité ne mesure plus que neuf centimètres. Nous commencerons les manœuvres pour le prolapsus.

10 mai. — On a fait tous les jours *l'élévation*, le *massage* et la *gymnastique suédoise*. Quand on ôte le pessaire, la matrice reste en place, même quand la malade tousse.

On décide de laisser la malade sans pessaire, on l'ôte tous les deux jours, pour voir si la matrice peut se maintenir.

11 mai. — La malade a été vingt-quatre heures sans pessaire ; elle a travaillé et elle a fait une promenade de deux heures. La matrice est un peu abaissée et elle est tombée en rétroversion. On remet le pessaire et on continue le traitement.

19 mai. — On ôte le pessaire de nouveau et recommande à la malade de revenir dans une semaine.

5 juin. — La malade ne revenant plus, on va chez elle pour voir ce qu'elle est devenue. Elle dit qu'elle n'est plus revenue, se croyant complètement guérie. La matrice n'est pas descendue, mais elle est retombée en rétroversion. On remet le pessaire et on lui recommande de venir.

15 juin. — On cesse tout traitement. La matrice se maintient parfaitement bien.

30 avril 1889. — Notre malade déclare se porter parfaitement bien.

OBSERVATION VI. — Mme R. (Divonne), envoyée par le Dr Rolland. Âgée de 40 ans. Réglée à 14 ans. Dysménorrhée dès le début ; disposition aux ménorrhagies. Première couche à 27 ans. Normale.

Seconde couche à 21 ans. Pertes abondantes un mois après. A partir de cette époque elle perd abondamment à chaque période et même entre les périodes. Elle a en outre des douleurs pelviennes et des pertes blanches.

A 31 ans, première fausse couche à deux mois et demi.

A 33 ans, seconde fausse couche à deux mois et demi. *Ces fausses couches ne sont attribuables à aucun accident.*

Les hémorrhagies qui avaient toujours persisté depuis la seconde couche, prirent à partir de la deuxième fausse couche une intensité encore plus grande. Les douleurs pelviennes s'accentuèrent quelques mois après.

A 34 ans, subitement, sans cause accidentelle apparente, elle tombe gravement malade d'une péritonite aiguë qui l'alite pendant quatre mois et la met en grand danger.

A partir de cette période commence pour Mme R. une autre ère. Les hémorrhagies intermensuelles cessent et les règles, quoique revenant tous les mois, diminuent chaque fois en *abondance* et en *durée*. Mais le bas-ventre reste toujours douloureux et de temps en temps il s'y produit des poussées d'inflammation aiguë.

A 35 ans, les règles avaient tout à fait cessé. La malade attribuait alors cet arrêt à une grossesse. Elle est dans un état de santé misérable. Faiblesse, toux nerveuse, maux de cœur. Elle voit son ventre grossir, mais neuf mois se passent : pas de couches, le ventre, au contraire, diminue pour regrossir ensuite. L'état général devient de plus en plus mauvais. Cette condition dure avec des alternatives d'amélioration et d'aggravation pendant trois ans.

En 1888 nouvelle péritonite, moins intense que la première (durée un mois). A partir de cette seconde péritonite elle ressent de violentes douleurs en urinant, et elle urine la nuit quatre ou cinq fois et le jour toutes les demi-heures. Chaque mois elle éprouve une exacerbation de ses malaises. Elle a elle-même l'idée que ces exacerbations sont en corrélation avec la disparition de ses règles.

Elle consulte le Dr Rolland vers la fin de 1888. Le Dr Rolland, ayant constaté une grosse tumeur dans le ventre, amène cette malade au professeur Vulliet. Elle entre dans sa clinique le 28 novembre 1888.

Aspect extérieur. — Femme grande, brune, amaigrie ; faciès utérin très prononcé. La malade est loquace et agitée. Elle est devenue, grâce à ses longues souffrances, morphiomane (0,60 de morphine par jour) (1).

(1) On ne peut attribuer la cessation des règles à l'usage de la morphine, car elle n'avait déjà plus ses règles quand elle commença à devenir morphiomane.

L'abdomen proémine comme à sept mois.

Etat des organes. — Poumons, cœur, reins sains.

Abdomen et pelvis. — En palpant l'abdomen on reconnaît immédiatement l'existence d'une tumeur médiane montant verticalement du bassin vers l'épigastre. Elle remonte à trois travers de doigt au-dessus de l'ombilic et s'étend latéralement jusqu'aux parois pelviennes.

A la percussion on perçoit tout autour de la résonnance intestinale. La tuméfaction, considérée en bloc, a les dimensions, le siège et la consistance d'une matrice au septième mois. Une exploration plus minutieuse permet de reconnaître que cette tuméfaction n'est pas homogène. Sur une ligne diagonale tirée de l'extrémité de la dernière fausse côte droite à l'épine iliaque antérieure et inférieure gauche et sur une largeur de deux doigts environ, la percussion permet de constater une sonorité linéaire, analogue comme caractère à celle de l'intestin ; en différents autres points on trouve également des îlots sonores, très distincts du reste de la masse absolument mate.

La percussion de la périphérie de la tumeur ne donne pas non plus l'impression d'une limite nette entre les parties sonores et les parties mates. Il y a empiètement des deux zones l'une sur l'autre, surtout dans les flancs.

Exploration vaginale. — L'utérus est fortement refoulé contre la symphyse. Sa cavité est perméable et de longueur normale. Le déplacement est occasionné par une tuméfaction rétro-utérine, qui refoule l'utérus en avant et le cul-de-sac postérieur en bas. Vives douleurs en pressant contre la vessie et contre le rectum.

Par la palpation bi-manuelle on constate une solidarité complète de mouvements entre la partie rétro-utérine et la partie abdominale de la tuméfaction.

L'utérus est trop comprimé pour qu'on puisse juger s'il fait, ou non, corps avec la tumeur.

Exploration rectale. — Mêmes résultats. Rectum aplati et comprimé à cinq centimètres au-dessus de l'anus.

Le professeur, sans articuler encore un diagnostic précis, pensa avoir affaire à une tuméfaction d'origine inflammatoire.

Il s'appuyait sur les antécédents morbides et sur les signes que dénotaient de nombreuses adhérences et une sorte d'intrication entre la tumeur et les intestins.

Il incline à ne pas opérer : 1º pour mieux étudier le cas ; 2º pour utiliser ce délai en tentatives de libérer, par le massage, les intestins qui adhèrent à la tuméfaction et qui la sillonnent ; 2° pour combattre la morphiomanie et améliorer l'état général de la malade.

Le Dr Rolland est du même avis.

Traitement. — 1er jour ; matin. — Massage externe de six minutes de durée (faible pression), suivie d'une friction à l'onguent mercuriel simple et d'un tamponnement vaginal peu comprimé avec de la ouate enduite d'une pommade à l'iodoforme et à la belladone.

Soir. Enveloppement abdominal de Prissnitz.

2e jour ; matin. — La malade supporte un peu plus de pression et le massage dure huit minutes.

3e jour. — Souplesse plus grande de l'abdomen. La fluctuation devient plus nette. Pendant le massage sur les tractus et les îlots sonores, que l'on suppose être des intestins adhérents, on entend des gargouillements et des borborygmes. Par la continuation des malaxations, ces bruits s'éteignent graduellement et finissent par disparaître totalement.

La malade, depuis qu'elle est massée, va spontanément à la selle ; auparavant elle devait toujours recourir aux lavements.

Le soir, nouvelle séance de massage. La malade, pour la première fois depuis sa péritonite, ne se lève qu'une fois pour uriner. Après ce second massage, enveloppement *ut supra*.

4e jour. — Massage mixte. Il dure un quart d'heure.

Pour la première fois elle se plaint de douleurs vives à la suite des manœuvres.

5e jour. — Repos.

6e jour. — On reprend les massages, les enveloppements et le tamponnement deux fois par jour.

Le traitement est continué ainsi jusqu'au 7 décembre.

Voici quel est l'état de la malade à ce moment. Le ventre a diminué de volume. La tuméfaction arrive à deux travers de doigt au-dessous de l'ombilic. Elle est en retrait aussi dans la région des flancs. La marge sonore entre l'aile du grand bassin et la tumeur s'est élargie. Le cul-de-sac postérieur est remonté ; l'utérus a rétrogradé vers sa situation normale. Il s'est fait une séparation très marquée entre ce qui est intestin et ce qui est tumeur.

Il est impossible de dire si ces changements sont dus à une diminution intrinsèque de la tumeur, ou à son isolement des parties qui faisaient corps avec elle : intestins, ponts de membranes allant de l'intestin à la tumeur, etc..

Le professeur s'absente ; la malade retourne à Divonne où le Dr Rolland continue les massages jusqu'au 8 janvier, époque à laquelle Mme R. rentre à la clinique.

Le 8 janvier. — Le professeur constate que les progrès, qui s'étaient dessinés déjà pendant le premier séjour de la malade dans sa clinique, se sont accentués depuis, grâce au massage très bien fait qui a été continué par le Dr Rolland.

Il n'y a plus dans l'abdomen qu'une masse tumorale centrale, remontant à quatre travers de doigt au-dessus du pubis, mate partout, libre à sa périphérie, plus étendue à droite qu'à gauche. On y distingue une fluctuation manifeste. Elle est divisée sur la ligne médiane par un sillon. Les caractères de la fluctuation, ainsi que l'existence du sillon font admettre deux collections liquides indépendantes en contact sur la ligne médiane. Il existe une certaine mobilité du tout et une mobilité moindre entre chacune des deux parties qu'on suppose constituer des tumeurs distinctes.

Le cul-de-sac postérieur est remonté. Les mouvements communiqués à la tuméfaction par la main qui est dans l'intérieur, sont perçus avec plus de netteté du côté de l'abdomen sur la tumeur de droite que sur celle de gauche.

Le professeur crut à ce moment pouvoir articuler un diagnostic qu'il n'avait fait que soupçonner jusque là. Diagnostic basé davantage sur l'histoire de la maladie, que sur les résultats fournis par l'exploration directe. Ce diagnostic fut pelvi-péritonites et *kystes tubo-ovariques bilatéraux*.

L'enchaînement pour lui était le suivant :

1o Sujet dysménorrhéique dès le début.

2o Endométrite, suite de la seconde couche et cause des deux fausses couches ultérieures.

3o Péritonite (à 34 ans) par propagation de l'endométrite.

4o Soudure des pavillons aux ovaires, c'est-à-dire constitution des kystes tubo-ovariques.

5o Adhérences intestinales multiples sous la même influence.

Il tire les preuves d'une participation de l'ovaire à la formation des tumeurs, du fait de la ménopause prématurée (35 ans) ; de la façon dont cette ménopause s'était installée (elle débute immédiatement après une péritonite grave et elle devient définitive une fois que les tumeurs acquièrent un certain volume). Or, nous savons, par les travaux de Burnier et de Zahn, que la disparition du tissu de l'ovaire est une des conséquences de sa parcipation à la formation des kystes tubo-ovariques.

Il résolut de ponctionner ces kystes, qui devaient être uniloculaires, si le diagnostic était juste. La ponction pouvait, dans ce cas, donner des résultats durables.

Première ponction à droite : trois litres de liquide blanc albumineux. Affaissement complet de la tumeur du côté de l'abdomen et du côté du cul-de-sac postérieur.

Seconde ponction à gauche : 1 litre 3/4 de liquide de même nature. Affaissement de la poche gauche. On sent encore une petite poche ronde qui ne se vide pas. On y plonge le trocart, il en sort environ quarante-cinq grammes d'un liquide semblable aux précédents.

L'utérus est maintenant à peine plus volumineux que normalement ; il est absolument mobile.

Les annexes ne sont pas perceptibles. On sent à leur place des sortes de moignons tels qu'ils peuvent résulter de poches kystiques vidées et flétries. Le moignon droit contourne la matrice postérieurement pour finir dans la poche de Douglas.

Le massage est continué jusqu'au 13 février. La malade est absolument bien portante. Elle urine, va à la selle, circule sans difficulté aucune.

Nous ne voulons pas allonger par des commentaires cette observation déjà fort longue. Le résulat n'a pas été obtenu par le massage seul, mais sans le massage il n'y avait d'autres ressources que de faire une laparotomie. On serait inévitablement tombé sur des adhérences multiples. On aurait trouvé des tumeurs non pédiculées et le sujet étant cachectique et morphiomane, on peut supposer que ce cas n'eût pas contribué à améliorer la statistique de l'opérateur qui l'aurait entrepris.

Revue en juillet 1889 : son état est aussi bon qu'à sa sortie de la clinique.

OBSERVATION VII. — Mme W. (anglaise), 51 ans.

Diagnostic :

Endométrite fongueuse,
Déchirure bilatérale du col.
Déchirure du périnée.
Prolapsus utérin.

Le 30 janvier 1888. — Curage, trachélorrhaphie, opération de Lawson-Tait. Guérison par première intention. Pendant 21 jours massage et élévation de l'utérus.

Guérison parfaite. Revue septembre 1888.

OBSERVATION VII. — Mme T. (anglaise), 24 ans.

Diagnostic :

Stricture de l'orifice interne.
Antéflexion.
Dysménorrhée, endométrite, leucorrhée.

A partir du 15 février 1888. — Cathétérisme progressif.
Massage : Gymnastique utérine. L'utérus est plié plusieurs fois dans chaque séance jusqu'à rétroflexion. 7 mars, quitte la clinique guérie. Revue le 30 avril 1889.

OBSERVATION IX. — Mme M. (Chambéry), 49 ans.

Diagnostic :

Paramétrite postéro-latérale droite.
Fibrome interstitiel de la paroi postérieure.
Métrite, périmétrite.
Utérus enclavé et fixé dans la concavité du sacrum.

Du 26 février au 6 mars 1838. — Massage de la paramétrite. Dilatation de l'utérus qui amène la découverte des fibromes. Résultat : Disparition de la paramétrite. Mobilisation de l'utérus qui est en position normale. La dilatation amène la cessation des métrorrhagies qui existaient auparavant. Revue le 24 avril 1889. Guérison se maintient.

OBSERVATION X. — Mme de H. (allemande), 32 ans.

Diagnostic :

Endométrite.
Ovaro-salpingite double.
Hystérie, symptômes nerveux.

(Un chirurgien lui avait proposé la castration.)
Du 1er au 27 mars 1888. — Traitement par les irrigations intra-utérines, le tamponnement et le massage des annexes. Elle est revenue à un état de santé générale et locale, parfait. Revue le 5 mai 1889.

OBSERVATION XI. (Polyclinique). — Mme de R. (Genève), 33 ans.

Diagnostic :

Lacération du col. Endométrite.
Paramétrite postéro-latérale gauche.
Douleurs dans la jambe gauche, difficulté dans la marche.

Mai 1887. — Trachélorrhaphie. L'endométrite guérit, mais la paramétrite et les douleurs persistent.

A partir du 5 mars 1888. — Quinze séances de massage. La paramétrite et les douleurs disparaissent complètement. Revue le 8 mai 1889, elle se porte admirablement bien.

OBSERVATION XII. — Mme F. (parisienne), 49 ans.

Diagnostic :

Endométrite spécifique chronique.
Ovaro-salpingite.

A partir du 15 août 1889. — Irrigation intra-utérine et tamponnement deux fois par semaine.
Du 17 août au 2 septembre. — Massage tous les jours. Guérison.

OBSERVATION XIII. — Mme D. (américaine), 40 ans.

Diagnostic :

Déchirure double du col.
Déchirure du périnée.
Ovarite double.
Rétroversion.
Pas d'adhérences.

Du 15 août au 15 septembre 1888. — Massage pelvien. Disparition complète des symptômes d'ovarite.
15 septembre. — Trachélorrhaphie. Opération de Lawson Tait. Guérison par première intention.
Du 2 au 18 octobre. — Reprise du massage. Elévation de l'utérus et gymnastique suédoise. Rétablissement parfait. L'utérus est mobile et en antéversion.
1er mai 1889. — Guérison se maintient.

OBSERVATION XIV. — Mme B. (Genève), 37 ans.

Diagnostic :

Fistule vésico-vaginale.
Rétroflexion fixe, adhérences utéro-pelviennes postérieures.

15 septembre 1887. — Opération de la fistule.
A partir du 26 septembre. — Massage. Libération de l'utérus rétrofléchi. Utérus maintenu par un pessaire.
Elle sort guérie le 26 octobre.

Observation XV. — Mme D., 42 ans.

Diagnostic :

Déchirure double du col.
Déchirure du périnée.
Métrite et pelvipéritonite chronique.

24 septembre 1880. — Trachélorrhaphie. Opération de L. Tait, Guérison par première intention.
Du 2 au 10 octobre. — Massage utérin et pelvien. Quitte la clinique guérie. Pas revue.

Observation XVI. — Mme N. (française, Genève), 50 ans.

Diagnostic :

Déchirure double du col.
Déchirure du périnée.
Endométrite, métrite.
Descente de la matrice.

Le 13 octobre 1888. — Raclage. Trachélorrhaphie, L. Tait. Guérison par première intention.
Du 23 octobre au 10 novembre. — Massage utérin et élévation. Guérison complète. Revue le 1er mai 1889.

Observation XVII. — (Polyclinique.) Mme Madeleine M. (Genève), 42 ans.

Diagnostic :

Prolapsus utérin complet, trouble de la miction.
Allongement hypertrophique (cavité 12 centimètres), pas de déchirure du périnée.

Le prolapsus était complet depuis le mois de septembre 1888.
Du 9 novembre au 10 décembre 1888, quatre séances par semaine de massage, élévation et gymnastique suédoise.
Le 10 décembre. — On a dû cesser le traitement. A cette époque la guérison était presque complète. L'allongement avait tout à fait disparu, et la matrice, quoique un peu plus basse que normalement, se maintenait très bien sans pessaire.
Le 14 avril 1889. — La malade travaille comme femme de chambre dans un hôtel. Elle est toute la journée debout et fait un travail assez pénible ; malgré cela, la matrice se maintient *sans pessaire.*

OBSERVATION XVII. (Policlynique.) — Mme B. (Genève), 28 ans.

Diagnostic :

Rétroversion.

Métrite.

A partir du 2 décembre 1888. — Massage 15 séances. Guérison complète.

Le 1er février 1889. — La guérison se maintient.

OBSERVATION XIX. — Mme B., 24 ans.

Diagnostic :

Déchirure double du col.

Endométrite.

Paramétrite.

Rétroversion.

Dilatation stomacho-intestinale.

Le 15 janvier 1889. — Raclage-Trachélorrhaphie, guérison par première intention.

A partir du 18 janvier. — Massage externe.

A partir du 15 janvier jusqu'au 3 mars. — Massage mixte. Revue le 2 avril 1889. Ne souffre plus des organes génitaux. La dilatation stomaco-intestinale a disparu. Elle digère très bien.

OBSERVATION XX. — Mme D. (russe), 46 ans.

Diagnostic :

Paramétrite postéro-latérale gauche suite de couches.

A partir du 15 mars 1889. — Massage. (Quatorze séances). Elle sort guérie.

XXI. — Depuis l'impression de ces observations, le professeur Vulliet a appliqué le massage dans un cas de vomissements incoercibles de la grossesse chez une femme enceinte de trois mois et demi.

Tout avait été inutilement essayé. Cette malade était arrivée à un degré d'épuisement extrême.

Dès le second jour elle digérait sans nausées le lait et le champagne, on put lui donner ensuite du bouillon et des peptones.

Au bout de huit jours, elle mangeait de la viande et des légumes.

Elle n'a pas eu à partir du commencement du massage un seul vomissement.

Le massage a porté trois fois par jour sur l'estomac et sur l'intestin, et une fois par jour sur l'utérus et ses annexes, en procédant par des passes très douces, effleurant l'organe sans le comprimer d'une façon bipolaire.

Ce traitement a été commencé le 10 juillet courant, on le continue encore.

1° Le massage est un traitement rationnel et efficace.

2° Il trouve de nombreuses applications dans les affections des organes génitaux de la femme, notamment dans les inflammations chroniques; dans les exsudats, les collections enkystées; dans les cas de malpositions, de descente et de prolapsus des organes; dans le traitement des adhérences, des fausses membranes et de leurs conséquences.

3° Comme tous les agents thérapeutiques, il a ses *indications* et *contre-indications*. Par conséquent il est aussi illogique de le considérer comme une panacée, que de contester les services qu'il peut rendre.

4° L'emploi du massage n'exclut pas d'autres modes d'intervention. Au contraire, une association judicieuse du traitement opératoire ou médical au massage donne souvent des résultats supérieurs aux résultats fournis par l'un de ces modes de traitement employé seul.

5° Le massage des organes génitaux ne doit être pratiqué que par des médecins experts dans toutes les manœuvres gynécologiques.

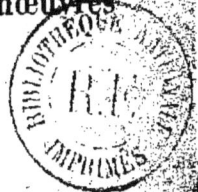

Clermont (Oise). — Imp. Daix frères, place St-André, 3.

www.ingramcontent.com/pod-product-compliance
Lightning Source LLC
Chambersburg PA
CBHW071752200326
41520CB00013BA/3225